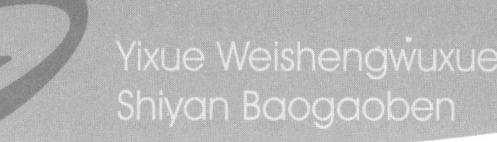

高等院校医学实验报告本系列

医学微生物学实验报告本

中山大学中山医学院医学微生物学教研室 编

姓　名 _____

学　号 _____

年　级 _____

班　别 _____

专　业 _____

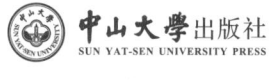

·广州·

版权所有　翻印必究

图书在版编目（CIP）数据

医学微生物学实验报告本/中山大学中山医学院医学微生物学教研室编．—广州：中山大学出版社，2017.3

（高等院校医学实验报告本系列）

ISBN 978-7-306-06014-3

Ⅰ.①医… Ⅱ.①中… Ⅲ.①医学微生物学—实验报告本—高等学校—教学参考资料　Ⅳ.①R37-33

中国版本图书馆 CIP 数据核字（2017）第 039576 号

Yixue Weishengwuxue Shiyan Baogaoben

出 版 人：王天琪
策划编辑：周建华　刘爱萍
责任编辑：刘爱萍
封面设计：林绵华
责任校对：邓子华
责任技编：靳晓虹
出版发行：中山大学出版社
电　　话：编辑部电话（020）84111996，84113349，84111997，84110779
　　　　　发行部电话（020）84111998，84111981，84111160
地　　址：广州市新港西路135号
邮　　编：510275　　传　　真：（020）84036565
网　　址：http://www.zsup.com.cn　E-mail：zdcbs@mail.sysu.edu.cn
印 刷 者：佛山市浩文彩色印刷有限公司
规　　格：787mm×1092mm　1/16　2.5 印张　30 千字
版次印次：2017 年 3 月第 1 版　2024 年 1 月第 8 次印刷
定　　价：10.00 元

如发现本书因印装质量影响阅读，请与出版社发行部联系调换

实验评分汇总表

实验及病例编号	评 分	备 注
实验 1		
实验 2		
实验 3		
实验 4		
实验 5		
实验 6		
实验 7		
实验 8		
实验 9		
病例讨论 1		
病例讨论 2		
病例讨论 3		
总 评		

注：实验课全部结束后，请将各实验及病例的评分如实填在对应表格。

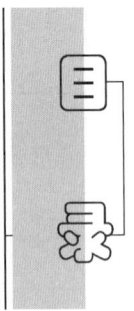

一 实 验 部 分

实验 1　细菌的形态与结构、革兰氏染色法 …………………………… 2
实验 2　细菌接种法、抗细菌免疫 …………………………………… 5
实验 3　理化及生物因素对细菌的作用、细菌变异与细菌分布 ……… 9
实验 4　药物敏感试验、化脓性球菌 ………………………………… 12
实验 5　细菌代谢产物的检查、肠杆菌科 …………………………… 14
实验 6　白喉棒状杆菌、分枝杆菌 …………………………………… 18
实验 7　厌氧菌、病原性螺旋体 ……………………………………… 20
实验 8　支原体、衣原体和立克次体、病原性真菌 ………………… 23
实验 9　病毒感染的微生物学检查 …………………………………… 25

二 病 例 讨 论

病例讨论 1　（病例 1） ……………………………………………… 28
病例讨论 2　（病例 2） ……………………………………………… 30
病例讨论 3　（病例 5） ……………………………………………… 32

一 实验部分

实验1　细菌的形态与结构、革兰氏染色法

1. 使用油镜应注意哪些问题？如何保护油镜？

2. 绘制各种细菌的镜下形态特点（注意形状、染色及排列等）。

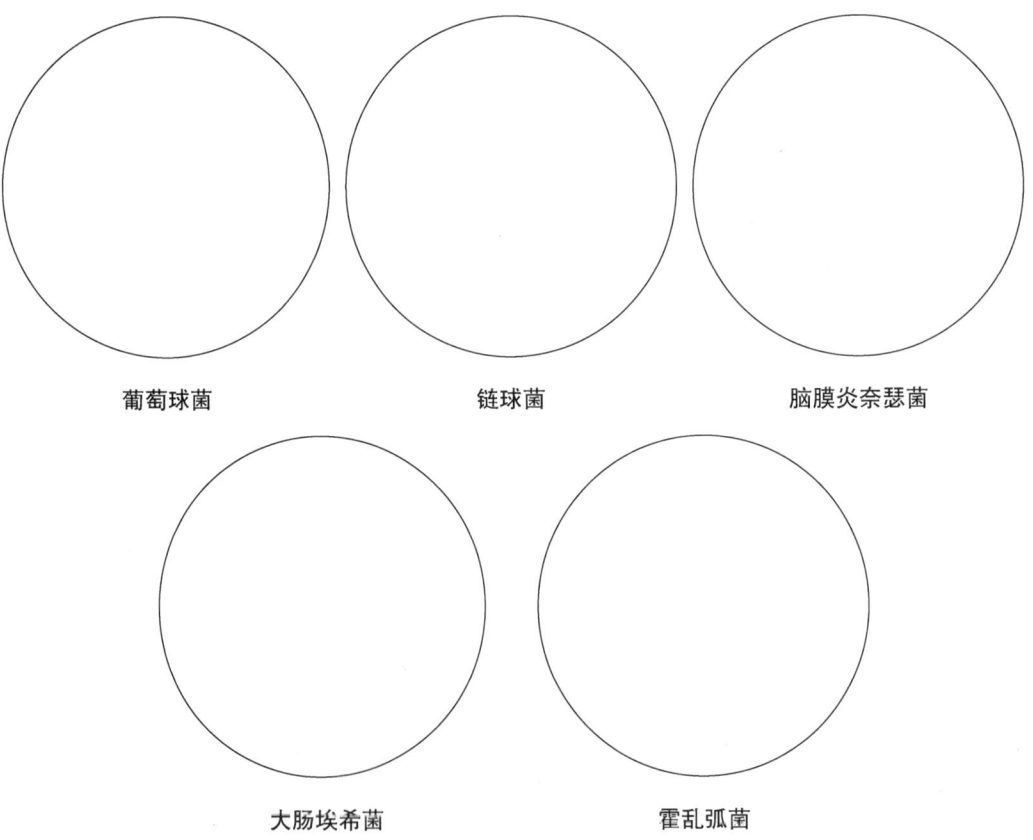

3. 绘制显微镜下所见的细菌特殊结构。

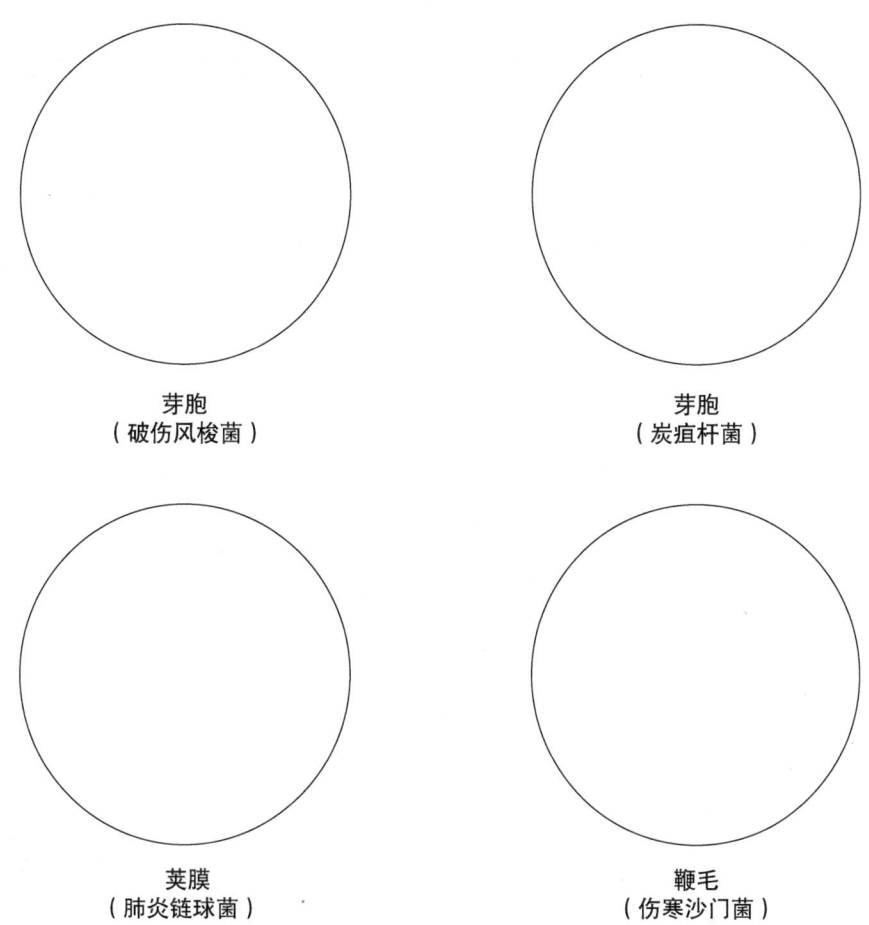

4. 革兰氏染色法。

（1）写出染色的主要步骤及所用试剂。

（2）记录并分析革兰染色的结果。

实验记录及分析：

5. 染色应注意哪些问题？

实验 2　细菌接种法、抗细菌免疫

1. 什么是菌落？

2. 比较葡萄球菌、大肠埃希菌菌落的特点（表 2-1）。

表 2-1　葡萄球菌、大肠埃希菌菌落特点

菌落特点	金黄色葡萄球菌	大肠埃希菌
大小（直径）		
颜色		
表面（光滑/粗糙、湿润/干燥）		
边缘（是否整齐）		
透明度（透明/半透明/不透明）		

3. 记录细菌在斜面培养基、液体培养基和半固体培养基中生长情况（表2-2）。

表2-2 细菌在不同培养基中的生长情况

细菌	大肠埃希菌	白色葡萄球菌	乙型溶血性链球菌	枯草杆菌
斜面培养基			—	—
液体培养基		—		
半固体培养基			—	—

4. 记录并分析溶菌酶实验结果。

实验结果分析：

5. 绘制并说明（绘箭头说明）镜下吞噬细胞的吞噬作用结果。

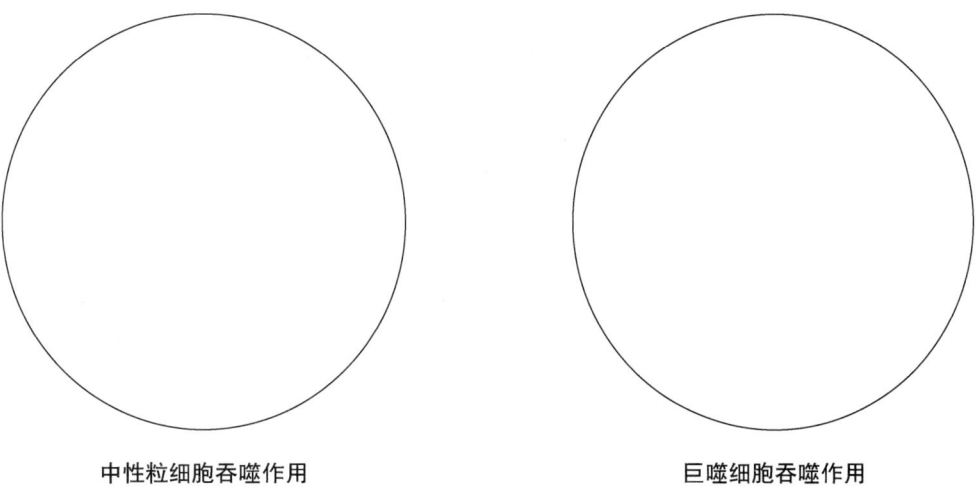

中性粒细胞吞噬作用　　　　　　　　　　巨噬细胞吞噬作用

6. 破伤风外毒素的毒性作用及抗毒素的中和作用。

（1）记录并分析实验结果。

（2）如果实验过程分别是：①先注射外毒素，后再注射抗毒素；②外毒素与抗毒素同时注射。

1）分别可能出现的结果又会如何？为什么？

2）从本实验结果中，你是否进一步理解了抗毒素治疗必须尽早、足量？

实验 3　理化及生物因素对细菌的作用、细菌变异与细菌分布

1. 简述高压蒸汽灭菌器、紫外线应用的范围。

2. 记录并分析紫外线的作用结果。

实验结果分析：

3. 记录并分析细菌耐药性变异的结果。

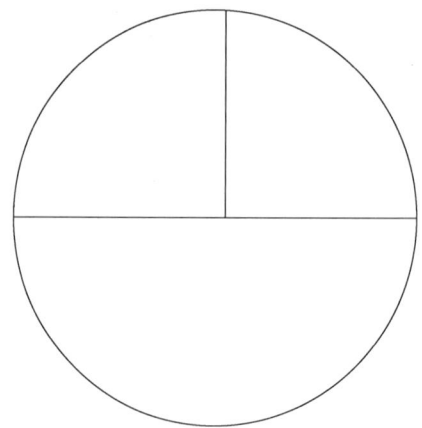

实验结果分析：

4. 记录并分析噬菌体溶菌作用结果。

实验结果分析：

5. 记录并分析细菌分布实验的结果。

实验记录及分析：

实验 4　药物敏感试验、化脓性球菌

1. 记录并分析微量稀释法药敏试验的结果。

2. 本试验中选用的菌液是几小时的培养物？为什么？

3. 记录 3 种链球菌的菌落特征。

4. 记录并分析抗"O"试验结果。

5. 绘制奈瑟菌的镜下形态。

脑膜炎奈瑟菌
（菌落涂片）

淋病奈瑟菌
（泌尿道分泌物涂片）

实验 5　细菌代谢产物的检查、肠杆菌科

1. 记录细菌代谢产物检查结果（表 5-1～表 5-3）。

表 5-1　糖发酵试验

细菌	分解底物	分解产物	结果观察（颜色等）
（　　）菌	乳糖		
	葡萄糖		
（　　）菌	乳糖		
	葡萄糖		
（　　）菌	乳糖		
	葡萄糖		
（　　）菌	乳糖		
	葡萄糖		

表 5-2　硫化氢试验

	分解底物	分解产物	结果观察（颜色等）
（　　）菌			
（　　）菌			

表 5-3 靛基质产生试验

	分解底物	分解产物	结果观察（颜色等）
（　　）菌			
（　　）菌			

2. 记录细菌菌落色素观察结果。

3. 记录并分析肠道杆菌在选择鉴别培养基中的生长情况（表 5-4）。

表 5-4 三种肠道杆菌的生长情况

	大肠埃希菌	伤寒沙门菌	痢疾志贺菌
S. S. 琼脂平板			
双糖铁培养基			
EMB 平板			
半固体培养基			

实验结果分析:

4. 请记录并分析肥达试验结果（表5-5）。

表5-5 肥达试验结果

稀释度 抗原	1:20	1:40	1:80	1:160	1:320	1:640	1:1280	1:2560	盐水对照
伤寒沙门菌"H"									
伤寒沙门菌"O"									
（A）甲型副伤寒沙门菌"H"									
（B）肖氏沙门菌"H"									

抗体滴度：H：_____ O：_____ A：_____ B：_____

实验结果分析：

实验 6 白喉棒状杆菌、分枝杆菌

1. 绘制白喉棒状杆菌的镜下形态。

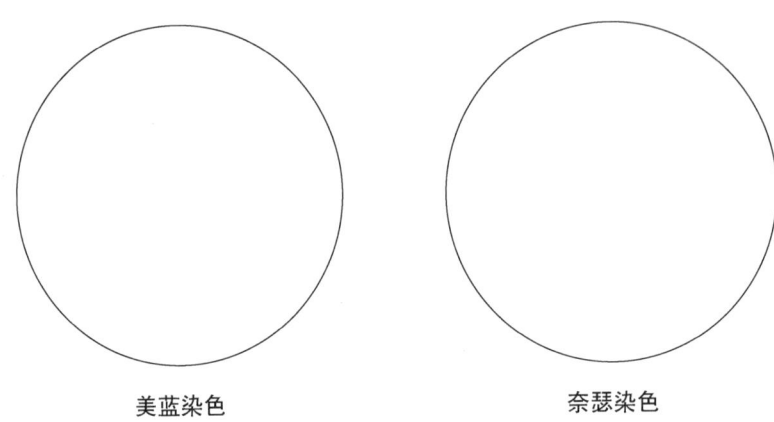

美蓝染色　　　　　　　　　　奈瑟染色

2. 绘制分枝杆菌的镜下形态。

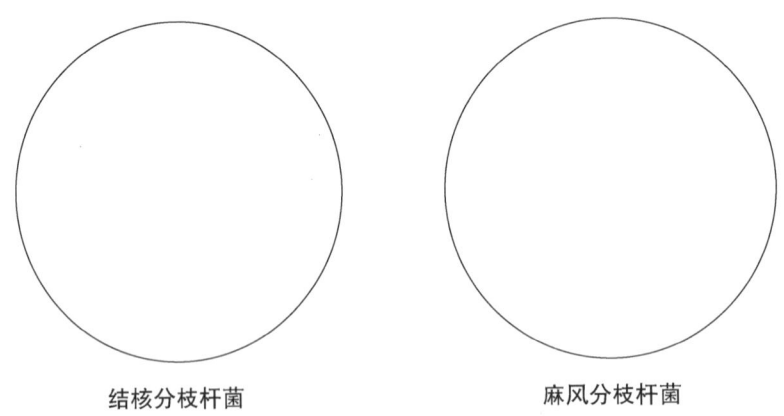

结核分枝杆菌　　　　　　　　麻风分枝杆菌

3. 描述结核分枝杆菌菌落的特征。

4. 抗酸染色法与革兰染色法的比较（表6-1）。

表6-1 两种染色法的比较

项目	抗酸染色法	革兰染色法
目的用途		
原理		
试剂		
步骤		
结果判断		

实验 7　厌氧菌、病原性螺旋体

1. 绘制厌氧菌镜下形态。

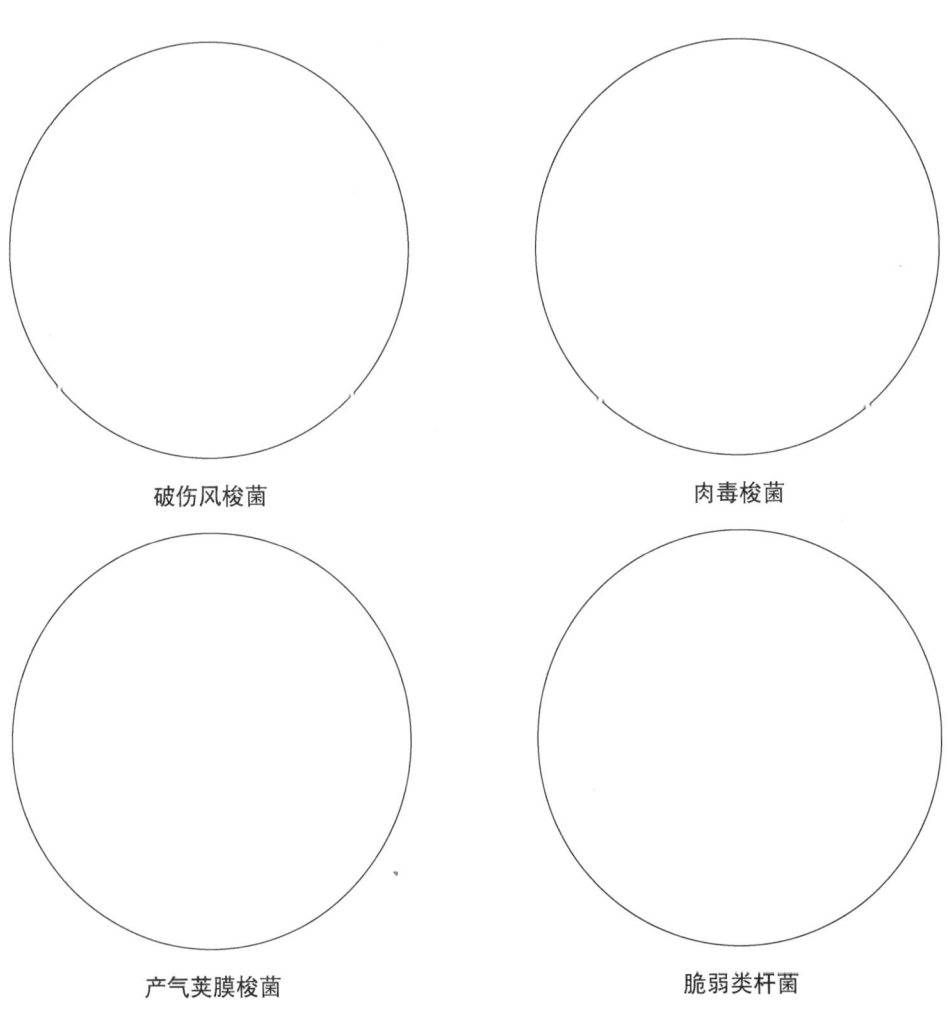

破伤风梭菌　　　　　　　　　　　肉毒梭菌

产气荚膜梭菌　　　　　　　　　　脆弱类杆菌

2. 绘制螺旋体镜下形态。

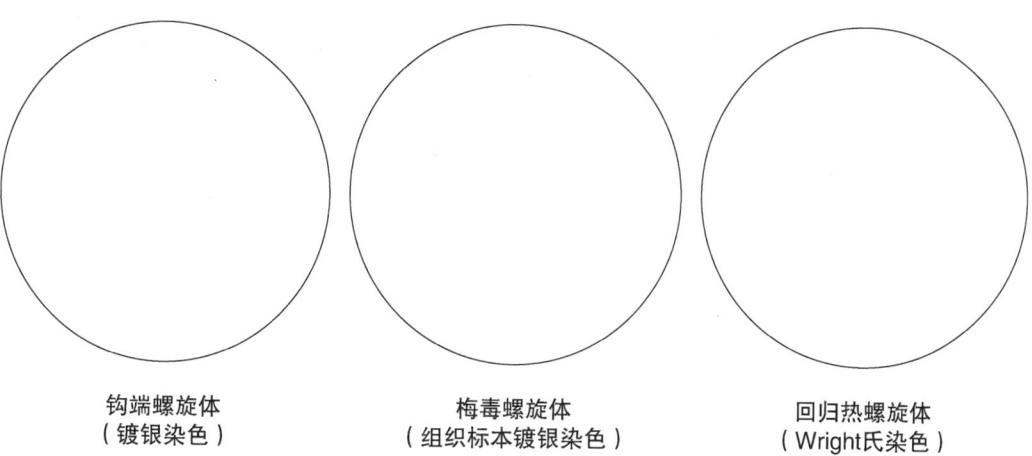

钩端螺旋体　　　　　梅毒螺旋体　　　　　回归热螺旋体
（镀银染色）　　　（组织标本镀银染色）　　（Wright氏染色）

3. 记录产气荚膜梭菌"汹涌发酵"试验的现象及简述其产生的原理。

实验现象：

实验原理：

4. 绘图并说明产气荚膜梭菌双层溶血环。

实验说明：

5. 记录并分析 RPR 实验结果。

实验记录及分析：

实验 8　支原体、衣原体和立克次体、病原性真菌

1. 绘制立克次体、支原体、衣原体的镜下形态。

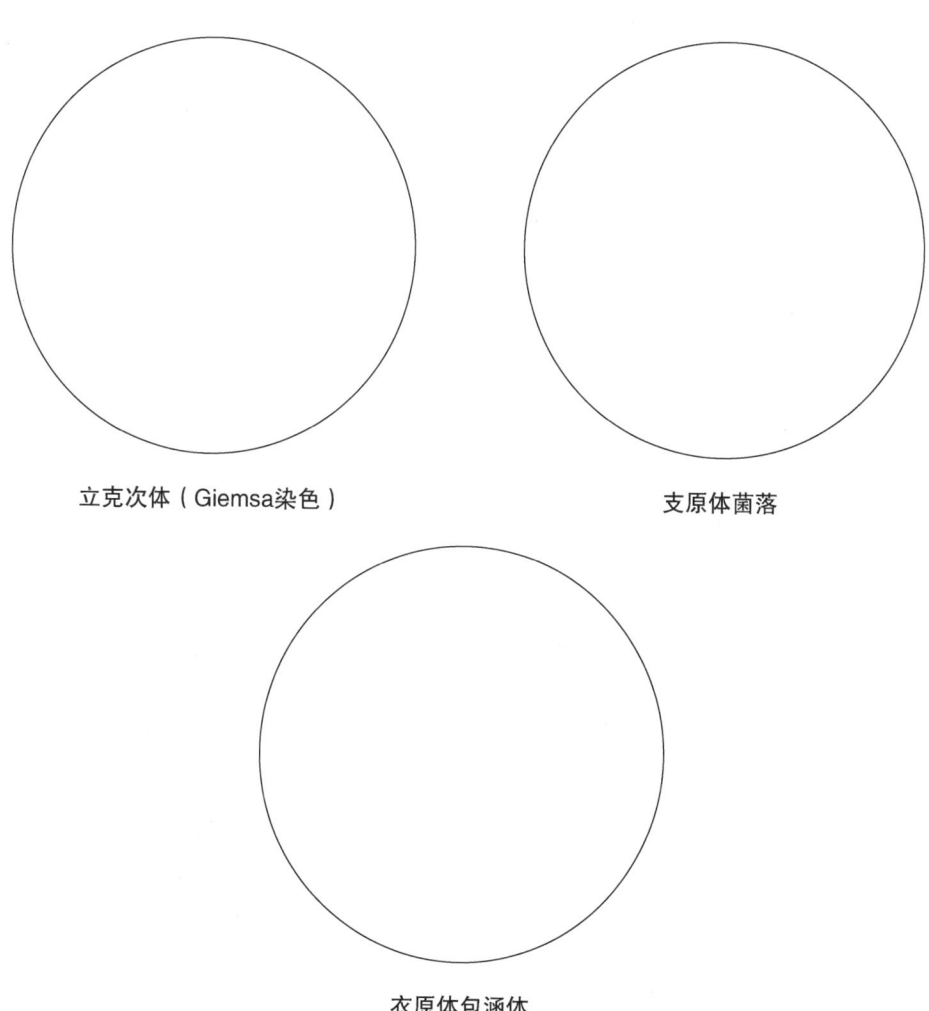

立克次体（Giemsa染色）　　　　　　支原体菌落

衣原体包涵体

2. 记录并说明（箭头说明）真菌镜下观察结果。

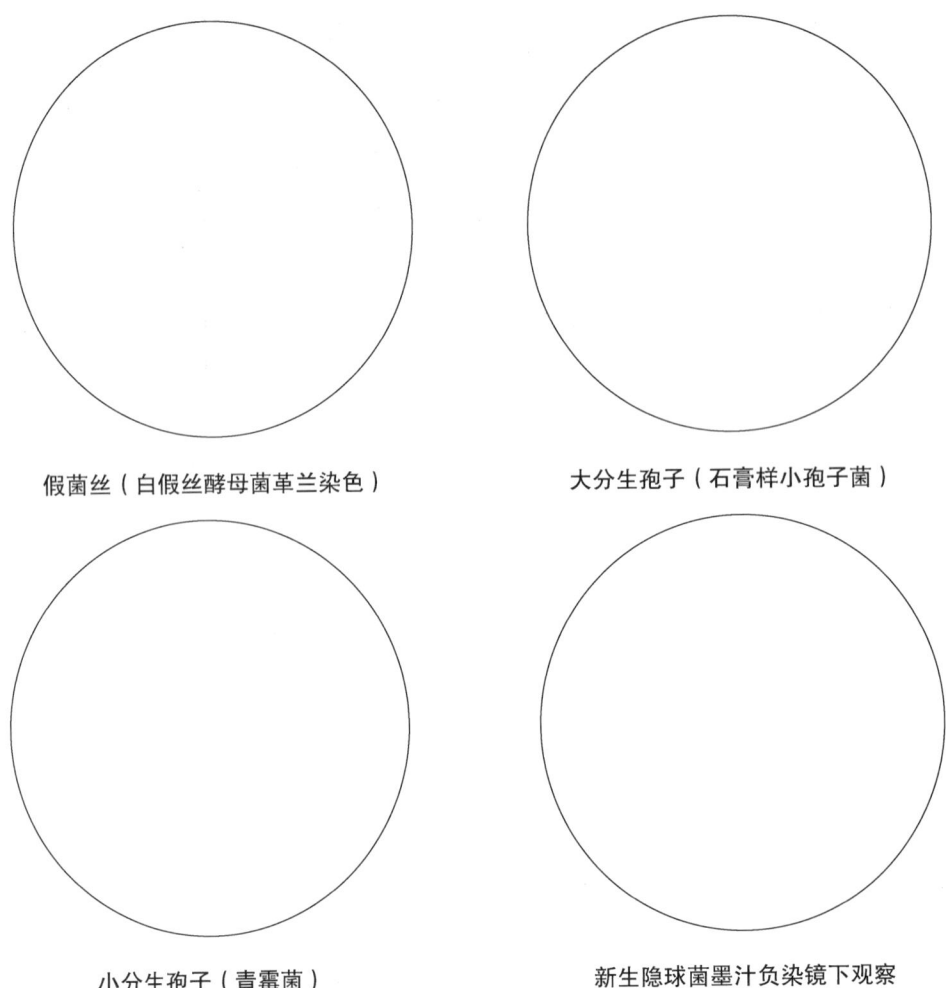

假菌丝（白假丝酵母菌革兰染色）

大分生孢子（石膏样小孢子菌）

小分生孢子（青霉菌）

新生隐球菌墨汁负染镜下观察

实验 9　病毒感染的微生物学检查

1. 绘制病毒的包涵体。

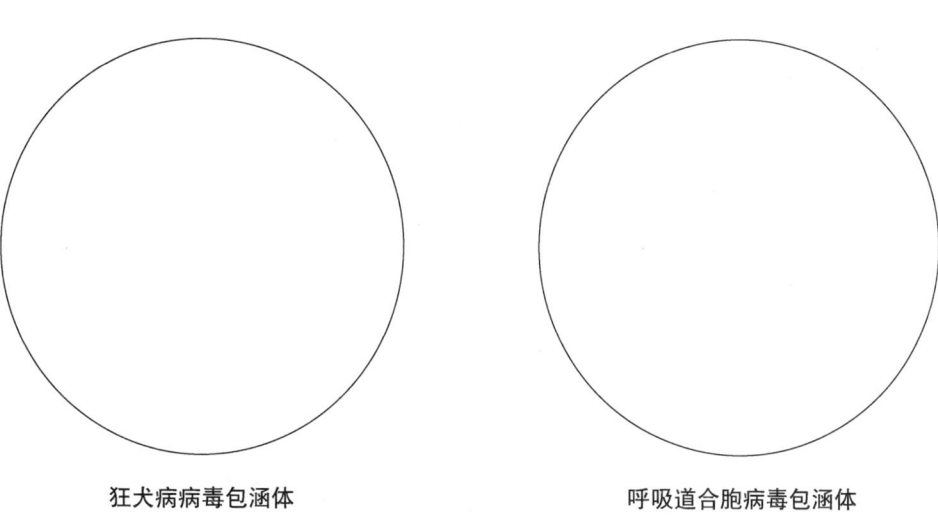

狂犬病病毒包涵体　　　　　　　　　　　呼吸道合胞病毒包涵体

2. 记录并分析病毒红细胞凝集试验的结果，并指出其 4 个血凝单位。

实验记录：

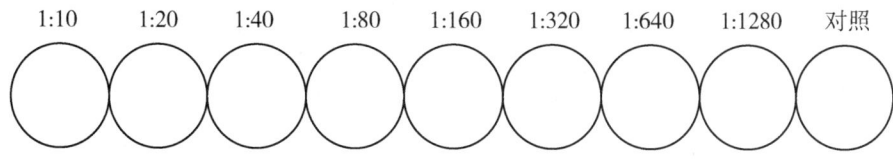

结果分析：

3. 记录并分析血凝抑制试验结果。做血凝抑制试验为何用 4 个血凝单位？

实验记录及结果分析：

4. 对于一个可疑的 HIV 感染者如何通过微生物学检查来对其进行诊断？

二

病例讨论

病例讨论 1　（病例 1）

【初步讨论结果】

【所取标本】

【检查目的】

【检查流程图】

步骤一：　　　　　　　　　　　　　　　结果：

步骤二：　　　　　　　　　　　　　　　结果：

步骤三：　　　　　　　　　　　　　　　结果：

【最终鉴定结果】

病例讨论 2 （病例2）

【初步讨论结果】

【所取标本】

【检查目的】

【检查流程图】

步骤一   结果

步骤二   结果

步骤三   结果

【最终鉴定结果】

病例讨论 3 （病例 5）

【初步讨论结果】

【所取标本】

【检查目的】

【实验室检查】

【结果示教】

检测项目	样本1	样本2	样本3	样本4	样本5	样本6
结果分析						

记录并分析患者实验室检查结果:

【最终鉴定结果】